TRAVAIL

EXTRAIT DES

ANNALES DE GYNÉCOLOGIE

PARIS

H. LAUWEREYNS, LIBRAIRE-ÉDITEUR

2, RUE CASIMIR-DELAVIGNE, 2

NOTE

SUR

L'ABSENCE CONGÉNITALE

D'UNE

PORTION DU DIAPHRAGME

PAR

Le Dr POLAILLON

Professeur agrégé libre. Chirurgien de la Pitié.
Membre de l'Académie de médecine

Extrait des Annales de Gynécologie
Avril 1881.

PARIS

H. LAUWEREYNS, LIBRAIRE-EDITEUR
2, rue Casimir-Delavigne, 2.
1881

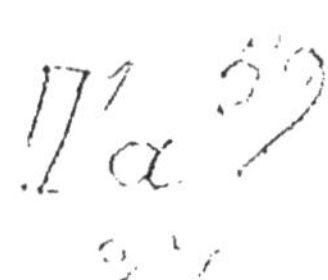

NOTE SUR L'ABSENCE CONGÉNITALE D'UNE

PORTION DU DIAPHRAGME.

Parmi les vices de conformation intérieure, qui peuvent entraîner rapidement la mort des nouveau-nés, il en est un, rare à la vérité, sur lequel je désire appeler l'attention : c'est l'absence d'une grande étendue du diaphragme.

Cette cause de mort est d'autant plus difficile à découvrir que, d'après la remarque d'I. Geoffroy Saint-Hilaire, les enfants, qui l'apportent en naissant, ne présentent habituellement aucun autre vice de conformation apparent.

Les malformations du diaphragme offrent plusieurs degrés : tantôt ce n'est qu'une petite ouverture, ronde ou ovale, située dans la partie musculeuse, plus rarement dans la partie tendineuse; tantôt cette ouverture est très large et peut comprendre toute une moitié du diaphragme. Dans certains cas, l'ouverture est fermée par le péritoine et la plèvre, qui sont accolés ; les intestins pressent sur ces membranes et s'en forment un sac. Dans d'autres cas, la plèvre et le péritoine manquent, et les viscères abdominaux font irruption sans obstacle dans la cavité thoracique.

Les perforations peu étendues sont compatibles avec la vie, bien qu'elles prédisposent aux accidents des hernies diaphragmatiques. Il n'en est pas de même pour les larges perforations qui laissent passer, dans la poitrine, l'estomac, la rate, une grande partie du foie et des intestins. Dans ces cas, les fonctions des poumons et du cœur sont tellement gênées, que la mort arrive plus ou moins rapidement après la naissance. Si, par exception, la respiration parvient à s'établir, les enfants sont en proie à une dyspnée continuelle, et n'arrivent qu'à un âge fort peu avancé.

D'après les tableaux statistiques que l'on trouve dans l'excellent mémoire de M. Duguet (*De la hernie diaphragmatique congénitale*, Paris, 1866), l'ouverture congénitale du diaphragme est plus fréquente à gauche qu'à droite. On en compte 21 cas à gauche et 14 cas à droite. Nous allons ajouter à cette statistique deux faits dans lesquels le vice de conformation siégeait à gauche.

La vie des enfants semble moins rapidement compromise avec une ouverture à droite qu'avec la même malformation à gauche. Les premiers vivent quelques jours, et on a vu leur existence se prolonger jusqu'à 4 mois, jusqu'à 3 ans et même jusqu'à 5 ans et demi. Les seconds, c'est-à-dire ceux dont le diaphragme fait défaut à gauche, ne vivent que quelques minutes, quelques heures, rarement quelques jours, exceptionnellement un petit nombre de mois. Cette différence dans la gravité d'une même affection, selon qu'elle siège à droite ou à gauche, dépend, dans notre opinion, du déplacement du cœur, déplacement qui est une conséquence presque nécessaire de l'irruption des viscères abdominaux dans la plèvre gauche. Ce déplacement produit, en effet, dans la circulation une gêne qui, en s'ajoutant au trouble de la respiration, hâte incontestablement la mort de l'enfant.

Avant de réunir les principaux symptômes de la maladie qui nous occupe, citons les deux observations suivantes : l'une est due à Carruthers, l'autre a été recueillie par nous-même.

Observation I de S. Carruthers. (*The Lancet*, vol. II, p. 505, 1879 ; et *Revue de Hayem*, t. XV, p. 218.)

Il s'agit d'un enfant, né le 18 juillet 1878, qui cria énergiquement après sa naissance. Mais bientôt il commença à se plaindre. Sa res-

piration devint difficile, à type abdominal (?), et continua ainsi jusqu'à sa mort. Le 29 juillet, il fit deux ou trois efforts pour teter,
puis rejeta tout à coup le lait par la bouche et le nez, et mourut dans
les bras de sa mère.

Autopsie. — Rien d'anormal du côté de l'encéphale. Le poumon
gauche est refoulé en haut et en arrière; son lobe supérieur est in-
duré. Le cœur, dévié à droite, est rempli de sang noir. Le poumon
droit, caché sous la clavicule, présente un certain nombre de points
qui n'ont pas respiré. D'une façon générale la base des poumons ré-
pond à la partie moyenne du sternum. Toute la moitié inférieure de
la cavité thoracique est remplie par la totalité de l'intestin grêle et
14 centimètres du côlon. Le diaphragme fait entièrement défaut
dans la partie postérieure de la moitié gauche. Les viscères herniés
sont enveloppés par une membrane mince et transparente qui leur
forme une sorte de sac ; ils ne présentent d'ailleurs aucune trace d'in-
flammation ou d'étranglement.

OBSERVATION II (personnelle) (1).

Mme X... a déjà eu sept grossesses qui n'ont rien présenté
d'anormal. Les accouchements avaient été faciles, et les enfants mis
au monde étaient bien portants et bien conformés.

Vers la fin de l'année dernière, Mme X... arriva au terme
d'une huitième grossesse, qui s'était caractérisée par des ma-
laises fréquents, de l'amaigrissement, un grand affaiblissement des
forces, et des pressentiments fâcheux sur l'issue de l'accouchement
et la bonne conformation de l'enfant à venir. Le travail se déclara,
et la dilatation du col se fit très rapidement. L'enfant se présentait
en O. I. G. A. La tête descendit dans l'excavation ; puis les douleurs
se ralentirent et cessèrent même complètement. La rupture artificielle de la poche des eaux ne fit pas cesser cette inertie utérine.

Au bout de trois heures d'attente, la tête n'ayant aucunement
progressé, je me décidai à terminer l'accouchement pour soustraire
les organes maternels à une compression trop longtemps prolongée.

---

(1) Observation communiquée verbalement le 29 novembre 1880 à la Société
médicale du VIe arrondissement.

L'enfant était d'ailleurs en parfaite santé; j'avais ausculté son cœur à maintes reprises, et j'avais toujours constaté des battements réguliers et forts, au nombre de 125 à 130, ce qui m'avait fait présumer qu'il naîtrait un garçon. L'application du forceps fut facile, et quelques tractions légères mirent au monde un enfant mâle, qui *poussa des cris*, donnant ainsi un signe non douteux de sa vitalité. Le cordon fut coupé et lié. L'enfant fut ensuite emporté par la garde-malade pour lui donner les premiers soins.

Deux minutes s'étaient à peine écoulées, que la garde-malade m'appela auprès de l'enfant, qui avait cessé de respirer, qui n'exécutait plus de mouvement et dont la peau prenait une coloration d'un bleu foncé.

Je me mis immédiatement en devoir de pratiquer l'insufflation artificielle, fort intrigué par cette asphyxie qui survenait brusquement chez un nouveau-né, qui avait crié en naissant, et qui paraissait plein de vie. Je recherchai en même temps, avec une grande attention, s'il existait des battements dans la région précordiale. Je n'en découvris pas.

L'insufflation méthodique amena quelques inspirations spontanées, et la peau prit une teinte moins violacée. Mais les battements du cœur semblaient faire complètement défaut. Après un minutieux examen de la poitrine, je parvins à constater, par la vue et par le toucher, qu'il existait un soulèvement rhythmique d'un point de la paroi thoracique, en dehors du mamelon droit, au-dessous de l'aisselle droite. Je déclarai alors à la famille que le cœur était situé à droite, et que l'enfant avait un vice de conformation qui l'empêcherait probablement de vivre.

Cependant j'étais encouragé à continuer l'insufflation artificielle par les efforts d'inspiration que l'enfant faisait de temps en temps, par les mouvements de dilatation de ses narines et par la persistence des battements de son cœur.

Frictions avec des linges chauds, frictions avec du vinaigre et de l'eau-de-vie, instillations de quelques gouttes d'eau-de-vie dans l'arrière-gorge, pressions méthodiques sur la base de la poitrine comme pour simuler les mouvements respiratoires, tels furent les moyens adjuvants qui furent employés avec l'insufflation.

Au bout de trois heures d'insufflation continue et méthodique, les battements cardiaques cessèrent; bientôt après les mouvements

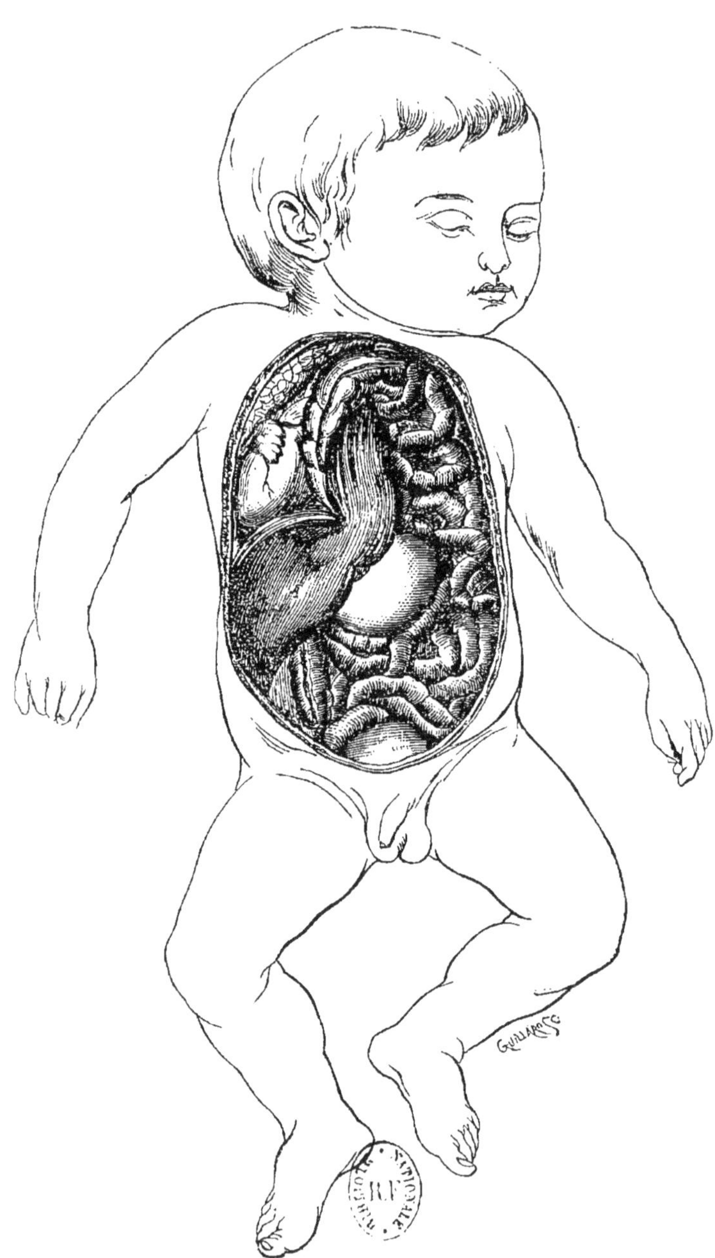

spontanés d'inspiration ne se produisirent plus ; la peau de la face et du tronc devint pâle ; l'enfant avait succombé.

J'avais remarqué que l'introduction du tube à insuffler était difficile et que l'orifice du larynx était plus bas qu'à l'état normal.

Depuis sa naissance jusqu'à sa mort, l'enfant avait rendu une grande quantité de méconium. Il avait aussi rendu quelques gouttes d'urine.

Autopsie. — Le père voulut bien me permettre de constater par l'ouverture de la poitrine le vice de conformation que j'avais annoncé Mais, dans les conditions où je me trouvais, l'autopsie ne fut pas aussi complète que je l'aurais désiré.

L'enfant, du sexe masculin, ne présentait aucun vice de conformation extérieur. Il avait un volume et un poids certainement au-dessus de la moyenne des nouveau-nés.

Les cuillers du forceps avaient saisi la tête exactement selon le diamètre bi-pariétal et n'avaient laissé aucune trace sur les téguments.

Après avoir ouvert la poitrine et l'abdomen, comme le montre la figure ci-jointe, je constate immédiatement qu'une grande quantité d'anses de l'intestin grêle, une portion du gros intestin et la moitié du foie occupant la cavité pleurale gauche. La moitié latérale gauche du diaphragme est absente, et la cavité du péritoine communique avec celle de la plèvre par une large ouverture. Cette ouverture est limitée en avant, en dehors et en arrière, par l'extrémité inférieure du sternum, par les cartilages costaux et les dernières côtes ; en dedans, par le bord, en forme de croissant, de la moitié droite du diaphragme. La portion du foie, qui est logée dans la poitrine, s'est coudée contre ce bord.

Le poumon gauche est atrophié et imperméable à l'air.

Le poumon droit peut être insufflé. Il présente à peu près son volume normal. Mais, pendant la vie, son expansion était notablement gênée par la présence du cœur dans la moitié droite de la poitrine.

La trachée, un peu déviée à droite, présente son calibre normal. Elle se bifurque comme à l'ordinaire ; mais tandis que la bronche droite est normale, la bronche gauche, qui correspond au poumon imperméable, ne présente que le tiers ou le quart de son calibre habituel.

L'œsophage descend d'abord sur la ligne médiane ; mais, arrivé près du diaphragme, il se déjette à droite et pénètre dans l'abdomen sans traverser une ouverture diaphragmatique. L'estomac est contenu tout entier dans l'abdomen.

Le cœur est parfaitement normal. Il est seulement repoussé à droite, sa pointe venant toucher la paroi latérale droite de la poitrine. Il est entouré d'un péricarde complet, dont la base adhère à une membrane, qui n'est autre chose que le centre phrénique du diaphragme. Les vaisseaux, qui naissent du cœur, ont leur disposition habituelle.

Le diaphragme est formé par une partie centrale membraneuse, qui est le centre phrénique. La veine cave inférieure traverse celui-ci. Sur la circonférence droite du centre phrénique on voit naître des fibres musculaires qui vont s'insérer à la face interne des côtes droites, comme à l'état ordinaire. Mais sur la circonférence gauche du centre phrénique il ne naît pas de fibres musculaires. Le diaphragme se termine en ce point par un repli falciforme, dont la concavité regarde à gauche. Je n'ai pu constater comment se comportaient les piliers du diaphragme, ni suivre les nerfs phréniques.

Le thymus occupait sa position habituelle.

Il est important de remarquer que ce vice de conformation ne s'est révélé pendant la vie intra-utérine par aucun signe. L'auscultation, pratiquée à diverses époques de la grossesse, nous a toujours fait entendre des bruits cardiaques réguliers et forts, comme chez un fœtus bien portant. L'absence d'une grande partie du diaphragme n'entrave donc en rien les fonctions et le développement du fœtus. Mais il n'en est plus de même après la naissance, lorsque la respiration doit s'établir et servir à l'entretien de la vie.

Deux cas peuvent se présenter : 1° les poumons sont comprimés et tout à fait imperméables à l'air; le nouveau-né ne peut vivre et succombe en naissant ; 2° les poumons sont en partie perméables, de manière à permettre, dans une certaine mesure, l'hématose du sang ; l'enfant pourra alors vivre quelque temps, mais il n'aura qu'une existence précaire et peu durable.

L'embarras du praticien est toujours très grand quand il se trouve en présence d'une semblable malformation. Si l'enfant succombe en naissant, sans avoir pu respirer, on le rangera dans la grande catégorie des mort-nés, on ne cherchera pas, en général, quelle a été la cause de la mort, et personne n'accusera le médecin d'ignorance ou d'impéritie, car on sait que nombre d'enfants naissent morts. Mais si le nouveau-né a respiré et crié, si, peu après, sa respiration devient difficile, et s'il succombe à l'asphyxie, les assistants pourront penser que le médecin a laissé mourir l'enfant faute de soins éclairés. Il importe donc de connaître les signes qui peuvent faire soupçonner l'absence partielle du diaphragme. Ces signes sont malheureusement fort incertains. Pourtant voici ceux qui serviront de guide.

La peau a une teinte cyanosée. — La respiration s'accomplit d'après le type thoracique et non d'après le type abdominal. — L'enfant fait de grands efforts d'inspiration : les ailes du nez se dilatent; les lèvres s'entr'ouvrent et se portent en avant comme pour humer l'air; les muscles inspirateurs du cou et de la poitrine se contractent avec énergie. — Lorsqu'on comprime la base du thorax, on produit des borborygmes qui se passent non seulement dans la cavité de l'abdomen, mais aussi dans celle de la poitrine. — Mais le symptôme principal, celui qui met sur la voie de la malformation interne, c'est le déplacement du cœur. Le cœur est vraisemblablement toujours repoussé à droite ou à gauche, du côté opposé à celui où les viscères abdominaux ont élu domicile. Si le déplacement a lieu à droite, comme dans notre observation, la malformation n'est pas douteuse; s'il a lieu à gauche, la malformation est probable, ou au moins il existe quelque anomalie du médiastin ou du cœur, qui explique les accidents observés.

En rapprochant le déplacement des battements cardiaques, des borborygmes intra-thoraciques, de la dyspnée, du mode particulier de l'inspiration, de la cyanose, on a un ensemble de symptômes qui permet de reconnaître la malformation du diaphragme, d'établir la gravité du pronostic et de sauvegarder la responsabilité qui incombe à l'homme de l'art.

Si l'enfant peut vivre quelques semaines, quelques mois ou même quelques années, l'auscultation sera d'un précieux secours pour le diagnostic. Elle fera reconnaître une absence complète du murmure vésiculaire dans un des côtés de la poitrine, et, à sa place, des borborygmes qui s'entendront surtout pendant les inspirations les plus profondes. — La percussion révélera ordinairement une sonorité plus grande qu'à l'état normal, quelquefois de la matité dans les points où un organe mat, comme le foie, sera venu se loger. — Le petit patient aura une dyspnée continuelle, plus grande la nuit que le jour, et plus grande encore lorsqu'il se couche sur le côté sain. Sous l'influence d'une émotion ou d'un exercice, même très léger, cette dyspnée s'exaspérera et revêtira la forme d'un accès de suffocation.

A la place du traitement, dont la nullité est complète, nous n'aurons à faire qu'une seule recommandation : c'est d'insuffler avec précaution le nouveau-né chez lequel on soupçonne une malformation du diaphragme, afin de ne pas introduire de l'air dans le tube digestif et de ne pas produire une tympanite qui augmenterait encore la compression des organes thoraciques.

A. PARENT, A. DAVY, S', imp. de la Faculté de médecine, r, M.-le-Prince, 31.

ANNALES

DE

GYNÉCOLOGIE

(MALADIES DES FEMMES. ACCOUCHEMENTS)

PUBLIÉES SOUS LA DIRECTION DE MM.

PAJOT,
Professeur d'accouchements
à la Faculté de Paris.

COURTY,
Pr de clinique chirurgicale
à la Fac. de Montpellier.

T. GALLARD,
Médecin
de l'hôpital de la Pitié.

Avec la collaboration et le concours de MM.

Fancourt BARNES (de Londres), G. BERGERON,
BOISSARIE, Ch. BOUCHARD, BOUCHUT,
BOURDON, BROUARDEL, BURDEL (de Vierzon), CHARRIER,
CLOSMADEUC (de Vannes), CORDES (de Genève), DELORE (de Lyon),
DELPECH, DESNOS, DÉSORMEAUX, DEVILLERS,
DUGUET, DUMAS (de Montpellier), DUMONTPALLIER,
DUMESNIL (de Rouen), FAYE (de Christiania),
FÉRÉOL, FERRAND, Alfred FOURNIER, GAILLARD-THOMAS,
GAUTRELET (de Dijon), GILLETTE, GOMBAULT, GRINFELTT
(de Montpellier), N. GUENEAU DE MUSSY, Alphonse GUÉRIN,
GUERINEAU (de Poitiers), A. HARDY, HERRGOTT (de Nancy),
HEURTAUX (de Nantes), HOTTENIER, Jude HUÉ (de Rouen),
JACQUET (de Lyon), LABAT (de Bordeaux), Edouard LABBÉ,
Léon LABBÉ, O. LARCHER, Léon LE FORT, LIZÉ (du Mans), A. Lutaud,
A. MARTIN, NIVET (de Clermont-Ferrand), ONIMUS, PARISOT (de
Nancy), L. PÉNARD, M. PETER, PILAT (de Lille),
POLAILLON, G. POUCHET, POZZI, Albert PUECH (de Nimes),
QUEIREL (de Marseille), REY (de Grenoble), RICHET, Paul RODET,
ROUVIER (de Marseille, DE SAINT-GERMAIN, SIREDEY, SLAVJANSKY
(de St-Pétersbourg), TARNIER, TERRILLON, TILLAUX,
THÉVENOT, U. TRÉLAT, Robert W. TAYLOR (de New-York).

Rédacteurs en chef:

Dr A. LEBLOND
Médecin-Adjoint de Saint-Lazare

Dr A. PINARD
Professeur agr. à la Fac. de médecin

PRIX DE L'ABONNEMENT
{ **18** FRANCS POUR PARIS
20 FRANCS POUR LES DÉPARTE-
MENTS ET POUR L'ÉTRANGER sui-
vant les conventions postales

ON S'ABONNE A PARIS

Chez H. LAUWEREYNS, ÉDITEUR

2, RUE CASIMIR-DELAVIGNE, 2

Dans les Départements et à l'Étranger chez tous les Libraire

Paris. — A. PARENT, imp. de la Faculté de Médecine, r. M.-le-Prince, 29-31.